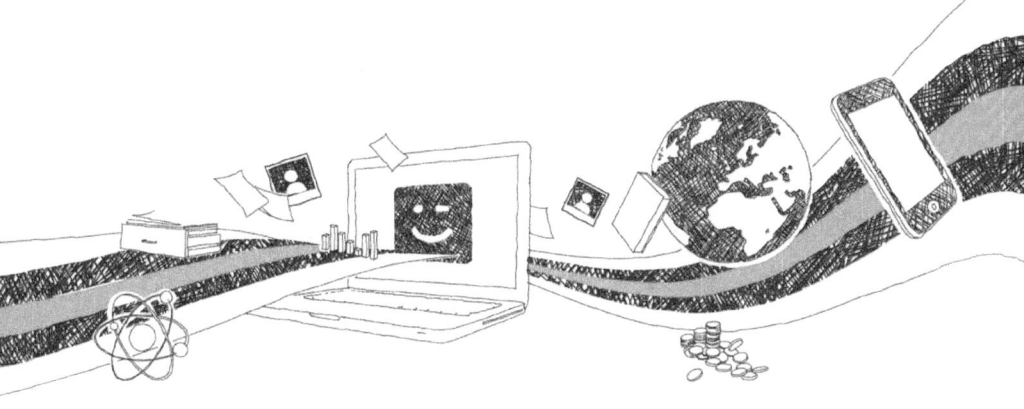
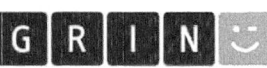

Bibliografische Information der Deutschen Nationalbibliothek:

Die Deutsche Bibliothek verzeichnet diese Publikation in der Deutschen National-
bibliografie; detaillierte bibliografische Daten sind im Internet über http://dnb.d-
nb.de/ abrufbar.

Impressum:

Copyright © 2017 GRIN Verlag
Druck und Bindung: Books on Demand GmbH, Norderstedt Germany
ISBN: 9783668633315

Dieses Buch bei GRIN:

https://www.grin.com/document/412040

Irina Wolinski

Entwicklung eines Kurskonzepts für die Primärprävention im Handlungsfeld Bewegungsgewohnheiten

GRIN Verlag

GRIN - Your knowledge has value

Der GRIN Verlag publiziert seit 1998 wissenschaftliche Arbeiten von Studenten, Hochschullehrern und anderen Akademikern als eBook und gedrucktes Buch. Die Verlagswebsite www.grin.com ist die ideale Plattform zur Veröffentlichung von Hausarbeiten, Abschlussarbeiten, wissenschaftlichen Aufsätzen, Dissertationen und Fachbüchern.

Besuchen Sie uns im Internet:

http://www.grin.com/

http://www.facebook.com/grincom

http://www.twitter.com/grin_com

Inhaltsverzeichnis

1 Grundlegende Informationen zur Präventionsmaßnahme

1.1 Bezeichnung des Kursangebotes

Die Bezeichnung des Kursangebotes lautet: „Ein aktiver Rücken wird dich später entzücken!".

Der Titel der Intervention fordert den Leser auf, seinen Rücken zu aktivieren. Dies bedeutet, dass eine sportliche Aktivität, die die Muskulatur des Rückens sowie des gesamten Körpers stärkt, angestrebt werden soll. Einen motivierenden Aspekt sollen die Worte „wird dich später entzücken" hervorrufen. Die Primärprävention zielt auf Maßnahmen ab, die Krankheiten und ihre Entstehung verhindern oder verlangsamen sollen. Möglichen Risikofaktoren soll durch Verhaltensänderung frühzeitig entgegengewirkt werden, um die Zukunft des Individuums positiv zu beeinflussen. Die Worte „wird" und „später" verdeutlichen die Zukunft.

1.2 Handlungsfeld und Präventionsprinzip

Das Kursangebot bezieht sich auf das Handlungsfeld Bewegungsgewohnheiten. Die Kursinhalte werden entsprechend des Präventionsprinzips „Vorbeugung und Reduzierung spezieller gesundheitlicher Risiken durch geeignete verhaltens- und gesundheitsorientierte Bewegungsprogramme" gestaltet.

1.3 Bedarf

Rückenschmerzen gehören zu den Erkrankungen des Muskel- und Skelett-Systems und zählen in der ambulanten Versorgung, gemeinsam mit Kniegelenksarthrose, zu den 30 häufigsten Einzeldiagnosen, folglich stellen Rückenschmerzen die häufigsten Beschwerden in der Bevölkerung dar (Robert Koch- Institut [RKI], 2015, S. 69). Bis zu 85 Prozent der Bevölkerung hatten mindestens einmal in ihrem Leben Rückenschmerzen (Schmidt et al., 2007). „Etwa 25% der Frauen und 17% der Männer in Deutschland leiden unter chronischen Rückenschmerzen" (RKI, 2015, S. 68). Rückenschmerzen werden häufiger von Personen mit niedrigem Sozialstatus angegeben als von Personen mit mittlerem oder hohem Sozialstatus (Raspe, 2012, S.11; RKI, 2015, S. 70). Frauen leiden in allen Altersgruppen häufiger unter Rückenschmerzen als Männer, wobei Rückenschmerzen mit dem Alter zunehmen (RKI, 2015, S. 69).

Rückenschmerzen werden in zwei Kategorien eingeteilt. Man unterscheidet zwischen spezifischen, welche die Folge von Verletzungen, Entzündungen oder Erkrankungen sind, und unspezifischen Rückenschmerzen, bei denen oftmals eine Fehlbelastung mit nachfolgenden muskulären Verspannungen zugrunde liegt. „Lebensstilfaktoren wie Stress und Bewegungsmangel können die Schmerzen verstärken" (RKI, 2015, S.69). Umweltbezogene sowie persönliche Faktoren beeinflussen die Entstehung und den Verlauf von Rückenschmerzen. Zu benennen sind Belastungen am Arbeitsplatz wie zum Beispiel das Tragen und Heben schwerer Gegenstände oder eine ungünstige Körperhaltung sowie langes Stehen, Arbeitsunzufriedenheit, Stress oder Angst als psychosoziale Faktoren, Depressionen sowie Übergewicht und mangelnde körperliche und sportliche Aktivität als Lebensstilfaktoren (RKI, 2015, S. 70; Raspe, 2012, S. 9). „Langjährige und sehr schwere körperliche Arbeit ist als Risikofaktor gesetzlich anerkannt" (Raspe, 2012, S.10). Eine überwiegend sitzende Tätigkeit beinhaltet kein nennenswertes Risiko für Rückenschmerzen (Hartvigsen, Leboeuf-Yde, Lings & Corder, 2000).

Zu den Folgen von Rückenschmerzen zählt nicht nur eine eingeschränkte subjektive Gesundheit sonder auch „eine verminderte Leistungsfähigkeit in Alltag, Beruf und Freizeit. Dies führt bei Beschäftigten zu Arbeitsausfall und einer damit verbunden geringeren Arbeitsproduktivität" (Raspe, 2012, S.15). „Muskel-Skelett-Erkrankungen (und hier insbesondere Rückenschmerzen) verursachen die meisten Arbeitsunfähigkeitstage und sind – nach psychischen Störungen – der zweithäufigste Grund für gesundheitlich bedingte Frühberentung" (RKI, 2015, S. 140).

In Deutschland beliefen sich im Jahr 2008 die Krankheitskosten für Rückenleiden auf neun Milliarden Euro. Für unspezifische Rückenschmerzen betrugen die Kosten 3,6 Milliarden Euro (Raspe, 2012, S. 16).

1.4 Wirksamkeit

In der nachfolgenden Tabelle ist eine „Expertise zur Prävention von Rückenschmerzen durch bewegungsbezogene Interventionen" im Auftrag der Bertelsmann Stiftung dargestellt.

Tab. 1: Nachweis über die Wirksamkeit der geplanten Intervention (eigene Darstellung, modifiziert nach Pfeifer, 2004)

Fachgesellschaft	Bertelsmann Stiftung
Publikationsjahr	2004
Titel der Leitlinie	Expertise zur Prävention von Rückenschmerzen durch bewegungsbezogene Interventionen
Darstellung der zentralen evidenzbasierten Handlungsempfehlung zur Prävention	Eine Interventionsmaßnahme zur Prävention von Rückenbeschwerden erscheint besonders erfolgsversprechend, wenn regelmäßige Bewegungsaktivitäten über einen Zeitraum von zwölf Wochen realisiert werden. Die Bewegungsprogramme sollen hohe Aktivitätsanteile sowie hohe Eigenwahrnehmungs- und Selbststeuerungsanteile enthalten. Die Intervention soll Informationen und Strategien zur Vermittlung von positiver rückenschmerzbezogenen Einstellungen sowie Verhalten beinhalten. Dabei ist es sinnvoll Inhalte zum biopsychosozialen Modell des Rückenschmerzes, zur Beeinflussung des Angst-Vermeidungsverhaltens sowie Schmerzbewertung und -bewältigung und Entspannungstechniken zu vermitteln. Es sollte eine Wissensvermittlung zur Beeinflussung von rückenschmerzbezogenen Kognitionen und von subjektiven Theorien stattfinden. Außerdem soll der Interventionskurs Informationen über die Verbesserung der körperlichen Fitness und deren positive Auswirkung auf den Rückenschmerz beinhalten. Ein Kurs zur Prävention von Rückenschmerzen kann nur erfolgreich sein, wenn dieser zum Einen zur Stärkung von rückenbezogenen psychischen und physischen Gesundheitsressourcen beiträgt und zum Anderen eine Berücksichtigung der für die Entstehung von Rückenschmerzen identifizierten Risikofaktoren erfolgt.

1.5 Zielgruppe

In der nachfolgenden Tabelle wird die Zielgruppe für das geplante Kursprogramm be-schrieben.

Tab. 2: Darstellung der Zielgruppe (eigene Darstellung)

Soziodemografische Merkmale	Die Zielgruppe umfasst erwachsene Männer und Frauen im Alter von 35 bis 65 Jahren.
Sozialstatus	Das Präventionsangebot ist für Versicherte aller sozialen Schichten zugängig, die Interesse an einem Primärprä-ventionsprogramm haben. Es sollten entsprechende geistige, psychische und physische Voraussetzungen gegeben sein, die die Teilnahme an dem Programm so-wohl für die Person selbst als auch für die anderen Teil-nehmer der Gruppe nicht negativ beeinflussen.
Gesundheitsrisiken/ -belastungen	Zur Teilnahme sind Personen ohne behandlungsbedürf-tige Erkrankungen, jedoch mit folgenden Gesundheitsri-siken berechtigt: - Schwere körperliche Arbeit - Mangelnde körperliche Aktivität - Einseitige Belastung - Muskuläre Verspannungen - Erhöhtes subjektives Stressempfinden - Und Übergewichtige bis zu einem BMI von 34,9
Kontraindikationen	Von der Teilnahme sind Personen mit den folgenden Kriterien ausgeschlossen: - Akute und chronische Rückenschmerzen - (Gesicherte) Erkrankungen des Muskel-Skelett-Systems wie Bandscheibenvorfall/ Bandschei-benvorwölbung, rheumatische Erkrankungen, muskuläre Dystrophien - Adipositas Grad II und höher - Einnahme von Schmerzmitteln und anderen Me-dikamenten, die das Bewusstsein und die Kör-perwahrnehmung verändern und/oder trüben

1.6 Ziele der Maßnahme

In der nachfolgenden Tabelle werden für den Primärpräventionskurs drei übergeordnete Ziele nach Inhalt, Ausmaß und Zeit formuliert.

Tab. 3: Formulierung von übergeordneten Zielen (eigene Darstellung)

Ziel	Inhalt	Ausmaß	Zeit
1	Reduktion des Bewegungsmangels	150 Minuten Sport pro Woche bei moderater Intensität	In zwölf Wochen
2	Gewichtsreduktion	um zwei Kilogramm	In zwölf Wochen
3	Stärkung der allgemeinen Selbstwirksamkeitserwartung	Um mindestens eine Punktzahl des Gesamtergebnisses	In zwölf Wochen

Begründung der Ziele

Das erste Ziel beinhaltet die Reduktion des Bewegungsmangels, um die physischen Gesundheitsressourcen der Teilnehmer zu stärken (GKV-Spitzenverband, 2014, S.50). Dabei sollen pro Woche mindestens 150 Minuten Sport mit moderater Intensität absolviert werden (Kempf, 2014, S.13), denn eine regelmäßige Bewegung hält gesund und „erhöht die Stabilität der Knochen, sorgt für aktive und kräftige Muskulatur und Beweglichkeit, hält fit, sorgt für psychisches Wohlbefinden und fördert die chemischen Prozesse zur Schmerzunterdrückung im Körper" (Zägelein, 2013, S. 26).

Das zweite Ziel wurde gewählt, da Übergewicht als Risikofaktor für Rückenschmerzen gilt (RKI, 2015, S. 70). Dem zu Folge werden Teilnehmer mit Übergewicht zur Zielgruppe der geplanten Intervention rekrutiert, um dem dritten Kernziel des „Leitfaden Prävention – Gemeinsame und einheitliche Handlungsfelder und Kriterien des GKV-Spitzenverbandes zur Umsetzung von §§ 20 und 20a SGB V vom 21. Juni 2000 in der Fassung vom 10. Dezember 2014", der Verminderung von Risikofaktoren, folge zu leisten (GKV-Spitzenverband, 2014, S.50).

Das dritte Ziel, die Stärkung der Selbstwirksamkeit, zielt auf das zweite Kernziel des Leitfadens ab, der Stärkung psychosozialer Gesundheitsressourcen (GKV-Spitzenverband, 2014, S.50). Die Selbstwirksamkeit hängt von den täglichen Leistungen, „von unseren Beobachtungen der Leistung anderer, von Überzeugungen, die wir von anderen übernommen oder selbst aufgebaut haben, und von der Beobachtung unserer emotionalen Zustände, während wir über eine Aufgabe nachdenken oder uns an eine Aufgabe heranwagen" (Pieter, 2014, S. 137), ab. Durch die Selbstwirksamkeit wird die Auswahl der Situationen beeinflusst, in die sich das Individuum begibt (Pieter, 2014, S. 141). Ein Mensch ist erst dann in der Lage eine Handlung durchzuführen, wenn er das Gefühl hat, dass er das vorhandene Problem lösen kann. Demnach bestimmt die Selbstwirksamkeit über die Anstrengungsbereitschaft und die Ausdauer bei der Bewältigung von Aufgaben (Pieter, 2014, S. 141).

2 Inhaltlich-organisatorische Grobplanung des Kursprogramms

In der nachfolgenden Tabelle wird die inhaltlich-organisatorische Grobplanung dargestellt.

Tab. 4: Inhaltlich- organisatorische Grobplanung des Kursprogramms (eigene Darstellung)

Kursinhalte	Folgende Kursinhalte sollen während des Kursprogramms umgesetzt werden: - verschiedene Spiele und Übungen zur Verbesserung der Kraft-, Koordinations- und Dehnfähigkeit sowie der Ausdauerfähigkeit, - Entgegenwirken von muskulären Dysbalancen, - Stabilisierung der Rumpfmuskulatur, - Lockerungs- und Entspannungsübungen, - Anleitung zum Transfer und Integration des Erlernten in den Alltag (wie zum Beispiel das Heben und Bücken), - Anleitung und Motivation zur regelmäßigen Bewegung im Alltag (zum Beispiel Treppensteigen statt Aufzug), - Wissensvermittlung zum biopsychosozialen Modell, - Wissensvermittlung zu Risikofaktoren, - Wissensvermittlung über die Anatomie und den Schmerz,

Kursinhalte	- Wissensvermittlung über die Belastungsparameter/-formen,
	- Wissensvermittlung über eine ergonomische Körperhaltung im Alltag,

- Verdeutlichung der einseitigen Belastung am Arbeitsplatz oder Alltag

- Wissensvermittlung zum Zusammenhang zwischen körperlicher Aktivität und den Auswirkungen auf den menschlichen Körper,

- Wissensvermittlung über die korrekte Ausführung von Übungen,

- Wissensvermittlung zum Barrierenmanagement.

Begründung:

In den praktischen Anteilen des Kursprogramms soll die Aktivität und die Eigenwahrnehmung der Teilnehmer erhöht werden, dies wird durch sportliche Spiele sowie Übungen zur Verbesserung der Kraft-, Ausdauer- und Koordinationsfähigkeit gewährleistet. Lockerungs- und Entspannungsübungen sind ebenfalls Bestandteil des praktischen Anteils des Bewegungsprogramms, um den Teilnehmern verschiedene Entspannungstechniken vermitteln zu können. Durch den sportlichen Anteil der Intervention soll das Körpergefühl verbessert und die Motivation zu mehr körperlicher oder sportlicher Aktivität im Alltag sowie das Ziel Gewichtsreduktion positiv beeinflusst werden.

Die Theorie beinhaltet das biopsychosoziale Modell, um den Zusammenhang von „Krankheit" mit den seelisch-körperlichen und öko-sozialen Faktoren, in denen sich der Mensch befindet, zu verdeutlichen. Alle weiteren theoretischen Inhalte sollen das Verständnis für den eigenen Körper, die Schmerzprävention und Risikofaktoren sowie die Verbesserung der körperlichen Fitness, sowie deren positiven Auswirkungen auf den Körper und die Psyche,

Kursinhalte	fördern.
Kursdauer	12 Wochen
Kurseinheiten pro Woche	Einmal pro Woche jeweils 90 Minuten
Zeitaufteilung Information/Praxis	30 Minuten Theorie und 60 Minuten Praxis/ sportliche Aktivität
Teilnehmerzahl	Maximal zwölf Teilnehmer
Benötigte Ressourcen	Folgende **Räumlichkeiten** werden benötigt: ein Seminarraum mit ausreichend Stühlen und Tischen, in dem der theoretische Teil vermittelt wird sowie ein Gymnastikraum, der eine Mindestgröße von 50 m² aufweist, um ein bestmögliches Bewegungsprogramm absolvieren zu können. Weiterhin sollen Umkleide- und Duschräume sowie Toiletten im hygienisch sauberen Zustand verfügbar sein. Die Räumlichkeiten sind gut belüftet und können nach Bedarf beheizt werden. Außerdem wird das Ausdauertraining im Freien durchgeführt, sodass eine geeignete Laufstrecke vor Kursbeginn festgelegt werden sollte. Zur Vermittlung des theoretischen Inhalts sollten **Medien** wie ein Beamer, eine Flipchart und/oder Tafel zur Verfügung stehen. Weiterhin sind Anschauungstafeln, die die Anatomie des Menschen (Darstellung der Wirbelsäule und Muskulatur) darstellen, hilfreich, um die Wissensvermittlung über den menschlichen Körper zu verdeutlichen. Im Gymnastikraum sollen folgende **Trainingsgeräte** zur Verfügung stehen: Kleingeräte wie Therabänder, Gymnastikbälle, Hanteln und Gewichtsmanschetten, Steppbretter, Hocker, Pezzibälle sowie Matten; aber auch Geräte für ein Gleichgewichtstraining wie Doppelkammerkissen oder andere instabile Unterlagen. Weiterhin werden Unterlagerungskeile/ - kissen benötigt. Weitere benötigte **Hilfsmittel** sind eine Musikanlage, ggf. eine Stoppuhr sowie Blutdruckmessgeräte und eine Personenwaage. **Teilnehmerunterlagen** und ein Fragebogen zur Erfas-

Benötigte Res-	sung der Selbstwirksamkeitserwartung im Vorher- und
sourcen	Nachher- Vergleich sowie Stifte sind für die theoretischen
	Inhalte vor Kursbeginn vorzubereiten.
Kursleiter	Staatlich anerkannte Physiotherapeuten oder Personen mit einer geeigneten Ausbildung im sportwissenschaftlichen Bereich mit einem gültigen Zertifikat zum Rückenschullehrer.
Kursanbieter	Der Primärpräventionskurs wird bei dem Kursanbieter XZ, einem Gesundheitssportverein im Süd-Westen der Stadt XY, durchgeführt. Der Gesundheitssportverein ist im Park gelegen, sodass beispielsweise Kurseinheiten zur Verbesserung der Ausdauerfähigkeit im Freien durchgeführt werden können.

3 Inhaltlich-methodische Detailplanung des Kursprogramms

In der nachfolgenden Tabelle wird die inhaltlich-methodische Detailplanung dargestellt.

Tab. 5: Inhaltlich-methodische Detailplanung des Kursprogramms (eigene Darstellung)

Woche	Kurseinheit	Thema	Lernziele/- inhalte Theorie	Lernziele/-inhalte Praxis	Methodik
1	1	Einführung, Kennenlernen und erste Wissensvermittlung	**Lernziele:** - Kennenlernen der Teilnehmer untereinander und zwischen Teilnehmern und Kursleiter - Ablauf des Programms kennenlernen - Erwartungen und Erfahrungen (Sport/Entspannung etc.) austauschen	**Lernziele:** - Kennenlernen der Kursteilnehmer - Erkennen der korrekten Wirbelsäulenstellung - Vermittlung von funktionellen Kräftigungsübungen - Wissensvermittlung über die korrekte Ausführung der Kräftigungsübungen	**Organisationsform:** Vorstellungsrunde zu Beginn im Gruppengespräch, Frontalunterricht zur Vermittlung der theoretischen Inhalte, Gruppenübungen / Partnerübungen während der Praxis.

Woche	Kurseinheit	Thema	Lernziele/ - inhalte Theorie	Lernziele/ - inhalte Praxis	Methodik
1	1	Einführung, Kennenlernen und erste Wissensvermittlung	- Grundkenntnisse über Anatomie des Rumpfes vermitteln - Kenntnisse über Belastungs- und Entlastungshaltung im Alltag erlangen - Anleitung zur Führung eines Bewegungstagebuches - Kenntnisse über den Begriff der Selbstwirksamkeitserwartung erwerben **Inhalte:** - Kennenlernen - Informationen zum Ablauf des Programms - Aufbau und Funktion der Wirbelsäule, Stabilisierung der Wirbelsäule - Erarbeitung Belastungs-/Entlastungshaltung im Alltag - Hinweise zur Führung eines Bewegungstagebuchs - Informationen zur Selbstwirksamkeitserwartung	- Vermittlung von Spaß an Bewegung - Schulung der Dehnfähigkeit - Erhebung des Ist-Zustandes mit Hilfe eines Fragebogens - Erfassung des Gewichts **Inhalte:** - Erfassung des Ist-Zustandes mit Hilfe eines Fragebogens zur Selbstwirksamkeitserwartung - Wiegen des Körpergewichts - Beobachtung der Wirbelsäulenstellung beim Partner - Erwärmung mit Hilfe von Kennlernspielen - vier Kräftigungsübungen für die Bein- und Rumpfmuskulatur ohne Kleingerät, die als Heimprogramm absolviert werden sollen - Hinweise zur richtigen Ausführung der Kräftigungsübungen - Ausklang: Dehnübungen für die Bein- und Rumpfmuskulatur	Erwärmung, Hauptteil und Ausklang werden im Innenstirnkreis absolviert. **Medien:** Anschauungstafel (Anatomie des Rumpfes), Flipchart, Beamer **Hilfsmittel:** Teilnehmerunterlagen und Fragebogen, Stifte, Personenwaage, Matten
2	2	Analyse des Alltagsverhaltens und Kräftigung der Muskulatur	**Lernziele:** - Festigung der erlernten Theorieinhalte aus der ersten Einheit - Erkennen eigener rückenbelastender Tätigkeit im Alltag - Erlernen der möglichen Risikofaktoren für die Rückengesundheit **Inhalte:** - Anatomie und Funktion der Wirbelsäule - Was sind rückenbelastende Tätigkeiten in meinem Alltag (beispielsweise einseitiges Tragen schwerer Lasten)? Und wie kann ich es besser machen?	**Lernziele:** - Vermittlung von Spaß an Bewegung - Schulung Körperwahrnehmung - Festigung der erlernten Kräftigungsübungen aus der ersten Einheit - Erlernen von vier weiteren Kräftigungsübungen, die als Heimprogramm absolviert werden sollen - Wissensvermittlung über die korrekte Ausführung der neu erlernten Kräftigungsübungen - Schulung der Dehnfähigkeit **Inhalte:** - Erwärmung mit Hilfe des Kleingerätes Gymnastikball	**Organisationsform:** Die theoretischen Inhalte der letzten Einheit werden im Gruppengespräch zusammengefasst wiederholt. Im Gruppengespräch werden rückenbelastende Tätigkeiten analysiert. Neue Inhalte werden durch Frontalunterricht vermittelt. Wiederholung der Kräftigungsübungen von der letzten Einheit als Gruppe. Erwärmung als Partnerübungen.

Woche	Kurseinheit	Thema	Lernziele/ - inhalte Theorie	Lernziele/ - inhalte Praxis	Methodik
2	2	Analyse des Alltagverhaltens und Kräftigung der Muskulatur	- Risikofaktoren für Rückenbe-schwerden	und eines Partners - Körperwahrnehmungsübungen - Wiederholung der in Kurseinheit 1 erlernten vier Kräftigungsübungen - Vier neue Kräftigungsübungen für Rumpf und Arme - Ausklang: Dehnübungen für Rumpf-, Bein- und Armmuskulatur	Anschließend Gruppenübungen. Erwärmung, Hauptteil und Ausklang werden im Innenstirnkreis absolviert. **Medien:** Flipchart, Beamer, Anschauungstafel **Hilfsmittel:** Stifte, Teilnehmerunterlagen, Matten, Gymnastikbälle
3	3	Das Bücken, Heben und Tragen	**Lernziele:** - Festigung des Erlernten der letzten Einheit - Regeln zum rückengerechten Heben, Tragen und Bücken kennen - Bedeutung des rückengerechten Verhaltens kennen - Hebelgesetze verstehen **Inhalte:** - Wiederholung der Risikofaktoren - Biomechanik und das Heben und Tragen (Kraft- und Lastarm) erläutern - Rückengerechtes Bücken, Heben, Tragen und die Bedeutung der rückengerechten Verhaltensweise	**Lernziele:** - Vermittlung von Spaß an Bewegung - Festigung der erlernten Kräftigungsübungen aus der zweiten Einheit - praktisches erlernen der Regeln zum Bücken, Tragen, Heben - Lenkung der Aufmerksamkeit auf den eigenen Körper - Einführung in eine Entspannungstechnik I (Körperreise) **Inhalte:** - Erwärmung mit Luftballons - Üben des rückengerechten Bücken, - Üben des rückengerechten Heben und Tragen mit Hilfe von Medizinbällen, Taschen, einer Kiste und Hockern (Heben aus unterschiedlichen Höhen) sowie Step-Brettern (Simulation von Treppenstufen) - Wiederholung der in Einheit 2 erlernten Kräftigungsübungen - Ausklang: Entspannung in Form einer Körperreise	**Organisationsform:** Die theoretischen Inhalte der letzten Einheit werden im Gruppengespräch zusammengefasst wiederholt. Anschließend Frontalunterricht zum Erlernen neuer Inhalte. Die Erwärmung wird als Gruppenübung und Partnerübung gestaltet. Das rückengerechte Bücken wird in der Gruppe geübt, während das Heben und das Tragen als Parcours durchlaufen wird (Transport von Gegenständen auf unterschiedliche Art und Weise). Die Wiederholung der Kräftigungsübungen aus Einheit 2 geschieht als Gruppenarbeit. Der Ausklang wird in Blockform absolviert. **Medien:** Beamer

Woche	Kurseinheit	Thema	Lernziele/ - inhalte Theorie	Lernziele/-inhalte Praxis	Methodik
3	3	Das Bücken, Heben und Tragen			**Hilfsmittel:** Stifte, Teilnehmerunterlagen, Matten, Hocker, Medizinbälle in verschiedenen Größen, Luftballons, Taschen, Einkaufskiste, Step-Bretter
4	4	Das Sitzen	**Lernziele:** - Festigen der Regeln zum rückengerechten Bücken, Heben, Tragen - Wissensvermittlung zur Belastungshaltung im Sitzen - Wissensvermittlung über die Auswirkung des unergonomischen Sitzens auf die Wirbelsäule - Wissensvermittlung zu Regeln einer ergonomischen Körperhaltung während des Sitzens - Analyse und Erkennen der eigenen Sitzhaltung im Alltag - Erkennen, wie das Sitzverhalten geändert werden kann und welche Alternativen es gibt **Inhalte:** -Wiederholen der Regeln zum Bücken, Tragen, Heben - Aufzeigen der Belastungshaltung und deren Auswirkung auf die Wirbelsäule - Ergonomie am Arbeitsplatz - Wie lange sitzen Sie am Tag und wie sieht Ihre Sitzhaltung aus? - dynamisches Sitzen (Sitz auf Pezziball/Ballkissen, Unterbrechen des langen Sitzens durch Bewegung) - Alternativen am Arbeitsplatz	**Lernziele:** - Vermittlung von Spaß an Bewegung - bewusstes erlernen der ergonomischen Sitzhaltung - Erarbeiten von Übungen für den Arbeitsplatz - Erlernen von entspannten Sitzhaltungen **Inhalte:** - Erwärmung in Form eines Spiels („Reise nach Jerusalem") mit Hilfe von Hockern, Stühlen, Ballkissen, Pezzibällen und Musik - das ergonomische Sitzen - das dynamische Sitzen auf dem Pezziball/ Hocker mit Ballkissen - Gymnastikübungen zur Muskelkräftigung im Sitzen mit und ohne Theraband für den (Arbeits-) Alltag - Gymnastikübungen zur Mobilisation der Wirbelsäule im Sitzen - Ausklang: entspannte Sitzhaltung mit Igelballmassage durch Partner	**Organisationsform:** Die theoretischen Inhalte der letzten Einheit werden im Gruppengespräch zusammengefasst wiederholt. Anschließend Frontalunterricht zum Erlernen neuer Inhalte. Die Praxis erfolgt als Gruppenübung. Der Hauptteil wird in Kreisform absolviert, während der Ausklang Partnerübungen beinhaltet und in einer Gasse absolviert wird. **Medien:** Beamer, Flipchart, Anschauungstafel der Wirbelsäule **Hilfsmittel:** Stifte, Teilnehmerunterlagen, Hocker, Stühle, Pezzibälle, Ballkissen, Musikanlage mit passender Musik, Theraband, Igelbälle

13/24

Woche	Kurseinheit	Thema	Lernziele/- inhalte Theorie	Lernziele/- inhalte Praxis	Methodik
5	5	Schmerz	**Lernziele:** - Festigung der erlernten Inhalte aus der vierten Kurseinheit - Wissensvermittlung zur Schmerzentstehung und zur Aufgabe des Schmerzes - Wissensvermittlung zur Schmerzbewältigung - Analyse des eigenen Alltags und Ansatzfindung zur Vermeidung von Schmerzen **Inhalte:** - Wiederholung der wichtigsten Regeln zum ergonomischen Sitzverhalten - Entstehung des Schmerzes - Aufgabe des Schmerzes - Strategien zur Schmerzbewältigung - In welcher Situation werden im Alltag Rückenverspannungen bemerkt?	**Lernziele:** - Erlernen eines Heimprogramms zur Durchführung einer Erwärmung - Erlernen von Stabilisationsübungen für den Rücken - Einführung in eine Entspannungstechnik II (Phantasiereise) **Inhalte:** - Erwärmung ohne Hilfsmittel (Marschieren auf der Stelle, Schattenboxen, Knieheben, halbe Kniebeuge etc.) - Stabilisationsübungen mit halb gefüllten Wasserflaschen im Stehen und auf der Matte - Ausklang: Entspannung in Form einer Phantasiereise	**Organisationsform:** Die theoretischen Inhalte der letzten Einheit werden im Gruppengespräch zusammengefasst wiederholt. Die neuen Inhalte werden in Form des Frontalunterrichts vermittelt. Die Analyse des Alltags geschieht im Gruppengespräch. Die Erwärmung sowie der Hauptteil wird in Kreisform absolviert. Der Ausklang wird in Blockaufstellung durchgeführt. **Medien:** Flipchart, Beamer **Hilfsmittel:** Teilnehmerunterlagen, Stifte, Matten, halb aufgefüllte Wasserflaschen, Musikanlage mit passender Musik
6	6	Kraft	**Lernziele:** - Festigung der erlernten Inhalte aus der fünften Kurseinheit - Wissensvermittlung zu den Kraftarten - Erlernen von Belastungsparametern - Zusammenhang zwischen Krafttraining und körperlicher Anpassung verstehen **Inhalte:** - Wiederholung zur Schmerzbewältigung - Kraftausdauer, Maximalkraft, Schnellkraft	**Lernziele:** - Schulung der Kraftfähigkeit -Vermittlung von Spaß an Bewegung - Festigung der erlernten Übungen aus der fünften Einheit - Erfahren von Belastungsgrenzen - Kräftigung der Arm-, Bein- und Rumpfmuskulatur - Einführung in eine Entspannungstechnik III (Autogenes Training)	**Organisationsform:** Die theoretischen Inhalte der letzten Einheit werden im Gruppengespräch zusammengefasst wiederholt. Die neuen Inhalte werden in Form des Frontalunterrichts vermittelt. Erwärmung und Hauptteil finden im Innenstirnkreis statt, während der Ausklang in Blockaufstellung durchgeführt wird.

Woche	Kurseinheit	Thema	Lernziele/- inhalte Theorie	Lernziele/- inhalte Praxis	Methodik
6	6	Kraft	- Gesundheitliche Relevanz - Belastungsparameter/- gestaltung - Körperliche Anpassung an das Krafttraining	**Inhalte:** - Erwärmung: kurze Wiederholung von Übungen der fünften Einheit (Übungen zur Erwärmung sowie einigen Übungen aus dem Hauptteil) - Kräftigung der Arm-, Bein- und Rumpfmuskulatur mit Hilfe von Therabändern im Stehen und auf der Matte - Ausklang: Entspannung in Form der Entspannungstechnik des Autogenen Trainings	**Medien:** Beamer, Flipchart **Hilfsmittel:** Teilnehmerunterlagen, Stifte, Matten, Therabänder, Wasserflaschen, Musikanlage mit passender Musik
7	7	Ausdauer	**Lernziele:** - Festigen der in der sechsten Einheit erlernten Inhalte - Wissensvermittlung zu Belastungsparametern von Ausdauertraining - Kennen unterschiedlicher Varianten des Ausdauertrainings - Erlernen der Pulsmessung - Wissensvermittlung zu den verschiedenen Pulsarten (Ruhe-, Belastungspuls) - Berechnung der eigenen Trainingsherzfrequenz erlernen **Inhalte:** - Kurze Wiederholung zu den wichtigsten Inhalten des Krafttrainings - Informationen zur Trainingsbelastung/- steuerung/- intensität - Varianten des Ausdauertrainings mit ihren Vor- und Nachteilen (Sportarten) - Definition Ruhe- und Trainingsherzfrequenz - Erspüren des Pulses am Hals und Handgelenk - Berechnung Trainingsherzfrequenz mit Hilfe der Karvonen-Formel	**Lernziele:** - Erlernen der Technik des Nordic-Walkings - Schulung der Ausdauerfähigkeit - Lenkung der Aufmerksamkeit auf den eigenen Körper während verschiedener erlaufener Herzfrequenzen bis zur Zielherzfrequenz - Spaß an Bewegung fördern **Inhalte:** - Erwärmung: Lauf - ABC - Demonstration der Technik des Nordic Walkings - Üben der Technik - Regelmäßige Pulskontrollen - Ausklang: Dehn- und Atemübungen	**Organisationsform:** Die theoretischen Inhalte der letzten Einheit werden im Gruppengespräch zusammengefasst wiederholt. Die neuen Inhalte werden in Form des Frontalunterrichts vermittelt. Die praktischen Inhalte finden Draußen im Freien statt. Die Erwärmung sowie der Ausklang wird im Innenstirnkreis organisiert. **Medien:** Beamer, Flipchart **Hilfsmittel:** Stifte, Teilnehmerunterlagen, für jeden Teilnehmer ein Paar Nordic-Walking Stöcke

Woche	Kurseinheit	Thema	Lernziele/- inhalte Theorie	Lernziele/- inhalte Praxis	Methodik
8	8	Koordination	**Lernziele:** -Festigung der erlernten Inhalte zum Thema Ausdauer - Wissensvermittlung zu koordinativen Fähigkeiten - Bezug zum Alltag herstellen können **Inhalte:** - kurze Wiederholung zum Thema Ausdauer - Grundlagen zu koordinativen Fähigkeiten - Beispiele für koordinative Fähigkeiten im Sport und Alltag - Analyse des Alltags: Suche nach koordinativen Tätigkeiten	**Lernziele:** - Schulung der koordinativen Fähigkeiten - Lenkung der Aufmerksamkeit auf den eigenen Körper - Erkennen eigener koordinativer Schwächen - Verbesserung der kognitiven Leistungsfähigkeit - Spaß an Bewegung fördern **Inhalte:** -Erwärmung: Aerobic für Anfänger - Koordinative Übungen mit Hilfe von verschiedenen Kleingeräten (für Balance, Zielwurf etc.) - Kräftigungsübungen auf instabilen Unterlagen - Ausklang: Lockerung der Muskulatur durch eine Schwunggymnastik	**Organisationsform:** Die theoretischen Inhalte der letzten Einheit werden im Gruppengespräch zusammengefasst wiederholt. Die neuen Inhalte werden in Form des Frontalunterrichts vermittelt. Die Erwärmung wird in Blockaufstellung als Gruppenübung organisiert. Der Hauptteil läuft als Stationsbetrieb ab, pro Station sind zwei Teilnehmer. Der Ausklang erfolgt im Innenstirnkreis als Gruppenübung. **Medien:** Beamer, Flipchart **Hilfsmittel:** Stifte, Teilnehmerunterlagen, Musikanlage mit passender Musik, Bälle, Pezibälle, Ballkissen, Ringe, Reifen, gerollte Matten, Matten, Stäbe, Balancierbalken
9	9	Beweglichkeit	**Lernziele:** - Festigung der in Kurseinheit acht erlernten Inhalte - Wissensvermittlung zu theoretischen Grundlagen der Beweglichkeit - Wissensvermittlung zu den Begriffen Hypo- und Hypermobiliät - Zusammenhang zwischen Beweglichkeit und der Auswirkung auf die Rückengesundheit verstehen	**Lernziele:** - Einführung in Pilates - Schulung der Beweglichkeit - Verbesserung der Körperwahrnehmung - Lenkung der Konzentration auf den eigenen Körper - Kennenlernen von Übungen zur Entspannung aus der Atemtherapie - Förderung einer positiven Körpererfahrung	**Organisationsform:** Die theoretischen Inhalte der letzten Einheit werden im Gruppengespräch zusammengefasst wiederholt. Die neuen Inhalte werden in Form des Frontalunterrichts vermittelt. Eine Diskussionsrunde wird zur Analyse des Alltags eröffnet.

Woche	Kurseinheit	Thema	Lernziele/ - inhalte Theorie	Lernziele/ - inhalte Praxis	Methodik
9	9	Beweglich-keit	- Analyse des Alltags in Bezug auf die Beweglichkeit **Inhalte:** - Wiederholung zum Thema Koordination - Definition Beweglichkeit, Dehnfähigkeit, Gelenkigkeit - Hypo- und Hypermobilität - Beweglichkeit und muskuläre Dysbalancen - Beweglichkeit und Rücken-beschwerden - In welchen Situationen benötigt man im Alltag Beweg-lichkeit? - Werden in bestimmten Situa-tionen Dehnübungen ge-macht?	**Inhalte:** -Erwärmung: Schwunggymnas-tik im Stehen - Durchführung von Pilates-übungen in verschiedenen Ausgangsstellungen - Ausklang: Übungen aus der Atemtherapie	Der praktische Unter-richtsteil wird als Gruppenübung im Innenstirnkreis durchgeführt. **Medien:** Beamer, Flipchart **Hilfsmittel:** Stifte, Teilnehmerun-terlagen, Matten, Musikanlage mit zur Einheit passenden Musik
10	10	Stress und Stressma-nagement	**Lernziele:** - Festigung der erlernten theoretischen Inhalte aus der neunten Kurseinheit - Wissensvermittlung zu theo-retischen Grundlagen von Stress - Analyse und Erkennen von Stress im Alltag - Erarbeiten von Maßnahmen zur Stressprävention - Erarbeiten und Erlernen von Methoden zur Stressbewälti-gung **Inhalte:** - Wiederholung der wichtigs-ten Inhalte zum Thema Be-weglichkeit - Definition von Stress (akut, chronisch, Eu- und Disstress) - Körperliche Reaktionen und Stress - In welchen Situationen wird Stress im Alltag verspürt? - Wie kann Stress im Alltag vermieden werden? - Methoden zur Stressbewälti-gung	**Lernziele:** - Einführung von Übungen zur Entspannung für den Transfer in den Alltag - Lenkung der Aufmerksamkeit auf den eigenen Körper - Vermeidung von Stressreak-tionen - Erlernen einer Entspannungs-technik IV (Progressive Re-laxation) **Inhalte:** - Erwärmung/ Hinführung: Atemwahrnehmung - Durchführung der Entspan-nungstechnik Progressive Relaxation - Ausklang: Spiel mit Indiaca in zwei Kleingruppen je sechs Personen	**Organisationsform:** Die theoretischen Inhalte der letzten Einheit werden im Gruppengespräch zusammengefasst wiederholt. Die neu-en Inhalte werden in Form des Frontalun-terrichts vermittelt. Die Analyse des Alltags wird im Grup-pengespräch geführt. Der praktische Stun-denanteil wird als Gruppenübung in Blockaufstellung durchgeführt. Wobei der Ausklang in zwei Kleingruppen im Innenstirnkreis ab-solviert wird. Der Abschluss wird dy-namisch gestaltet, um die Teilnehmer wieder körperlich zu aktivieren und auf den Rest des Tages vorzubereiten.

Woche	Kurseinheit	Thema	Lernziele/ - inhalte Theorie	Lernziele/ - inhalte Praxis	Methodik
10	10	Stress und Stressmanagement			**Medien:** Beamer und Flipchart **Hilfsmittel:** Stifte, Teilnehmerunterlagen, Matten, Musikanlage mit Entspannungsmusik, zwei Indiaca (Handfederbälle)
11	11	Ernährungshinweise und Bewegung mit Alltagsgegenständen	**Lernziele:** - Festigung der in Einheit zehn erlernten theoretischen Inhalte - Wissensvermittlung zu den wichtigsten ernährungswissenschaftlichen Grundlagen - Analyse und Auswertung des Alltags in Bezug auf das Essverhalten **Inhalte:** - Wiederholung zu den wichtigsten Inhalten zum Thema Stress und Stressbewältigung - Vorstellung der zehn Regeln der Deutschen Gesellschaft für Ernährung - Vorstellung der Ernährungspyramide - Energiearme und – reiche Getränke - Wie viele Portionen Obst und Gemüse werden am Tag gegessen? - Welche „ungesunden" Lebensmittel werden im Alltag verspeißt?	**Lernziele:** - Ganzkörperkräftigung der Muskulatur - Motivation zur Nutzung von Alltagsgegenständen für ein Heimprogramm - Vermittlung von Spaß an Bewegung **Inhalte:** - Erwärmung: Übungen mit einem Handtuch (Schwingen, hinter/über/ unter Körperteilen überreichen etc.) - Hauptteil: Übungen zur Kräftigung mit einem Handtuch in verschiedenen Ausgangsstellungen (Stand, Sitz, liegend) - Ausklang: Dehnübungen mit und ohne Hilfsmittel Handtuch	**Organisationsform:** Die theoretischen Inhalte der letzten Einheit werden im Gruppengespräch zusammengefasst wiederholt. Die neuen Inhalte werden in Form des Frontalunterrichts vermittelt. Die Analyse des Alltags wird im Gruppengespräch geführt. Die Praxis erfolgt als Gruppenübung im Innenstirnkreis, wobei sich die Teilnehmer während der Erwärmung frei im Raum bewegen. **Medien:** Beamer, Flipchart **Hilfsmittel:** Stifte, Teilnehmerunterlagen, Matten, Handtücher
12	12	Wiederholung, Alltagstransfer und freudvoller Abschluss	**Lernziele:** - Festigung der erlernten Inhalte aus dem gesamten Kursprogramm - Beenden des Programms mit einer positiven Einstellung gegenüber sportlicher Aktivität - Wissen, wie die Rückengesundheit positiv im Alltag	**Lernziele:** - Erfassung des neuen IstZustandes zur Selbstwirksamkeit mit Hilfe eines Fragebogens zur Selbstwirksamkeitserwartung - Erfassung des Gewichts - Förderung von Spaß an körperlicher Aktivität	**Organisationsform:** Die theoretischen Inhalte werden im Gruppengespräch als Frage-Antwort-Spiel wiederholt. Im Gruppengespräch wird ein Austausch von Erfahrung der letzten

Woche	Kurseinheit	Thema	Lernziele/ - inhalte Theorie	Lernziele/ - inhalte Praxis	Methodik
12	12	Wiederho-lung, All-tagstransfer und freud-voller Ab-schluss	beeinflusst werden kann - Analyse des eigenen Verhal-tens (im Vergleich vor und nach dem Absolvieren des Kurses) - Vermittlung von Strategie zur Bindung an die sportliche Aktivität **Inhalte:** - kurze Wiederholung zu den wichtigsten theoretischen Inhalten des Kursprogramms - kurze Feedbackrunde zum eigenen Verhalten: Hat sich das Bewegungsverhalten in den letzten Wochen verän-dert? / Auswertung der Bewe-gungstagebücher - Handlungspläne zur Einbin-dung von mehr körperlicher Aktivität in den Alltag - Hinweise zum Barrierenma-nagement	- Schulung der Kraft- und Koordinationsfähigkeit - Schulung der Körperwahr-nehmung - Freudvoller Abschluss des Kursprogramms **Inhalte:** - Fragebogen zur Selbstwirk-samkeit ausfüllen - Selbstständiger Vergleich der Selbstwirksamkeit vor und nach dem Kursprogramm - Wiegen des Körpergewichts - Erwärmung: kleines Spiel mit zwei Gymnastikbällen (Wett-wanderball) - Hauptteil: Stationstraining mit koordinativen und kräftigenden Übungen - Ausklang: Spiel mit Indiaca (Handfederball)	Wochen besprochen, sowie gemeinsam Handlungspläne für den Alltag zu erarbei-ten. Kurze Wissens-vermittlung zum Barrierenmanage-ment in Form eines Frontalunterrichts. Die Fragebögen zur Selbstwirksamkeit werden eigenständig ausgefüllt. Anschlie-ßend wird das Kör-pergewicht ermittelt und notiert. Der sportlich aktive Anteil wird im In-nenstirnkreis als Erwärmungsspiel begonnen. Anschlie-ßend wird ein Stati-onstraining durchge-führt. Ein freudvoller Abschluss wird als Gruppenübung im Innenstirnkreis ab-solviert. **Medien:** Beamer, Flipchart, Anschauungstafeln **Hilfsmittel:** Stifte, Teilnehmerun-terlagen mit neuen Fragebögen, Perso-nenwaage, Matten, Indiaca, Ballkissen, Pezzibälle, Therab-änder, Stäbe, Ringe

19/24

4   Dokumentation und Evaluation des Kursprogramms

In der nachfolgenden Tabelle wird die Dokumentation und Evaluation des Kursprogramms dargestellt.

Tab. 6: Dokumentation und Evaluation des Kursprogramms (eigene Darstellung)

Übergeordnetes Ziel	Messbares Interventionsziel	Zielindikator	Erhebungsmethode	Erhebungsinstrument	Messzeitpunkte (t)
Reduktion des Bewegungsmangels	Steigerung der körperlichen Aktivität auf 150 Minuten pro Woche mit moderater Intensität	körperliche Aktivität mit moderater Intensität in Minuten pro Woche	Schriftliche Befragung	Selbstständig handschriftlichgeführtes Tagebuch (Wann? Was? Wie lange?)	
Gewichtsreduktion	Senkung des Gewichts um zwei Kilogramm	Gewichtsabnahme in Kilogramm	Biometrie, die Teilnehmer werden gewogen	Geeichte Personenwaage	$t_0=$ erste Kurseinheit $t_1=$ letzte Kurseinheit
Stärkung der allgemeinen Selbstwirksamkeitserwartung	Verbesserung der allgemeinen Selbstwirksamkeitserwartung um mindestens eine Punktzahl des Gesamtergebnisses	Verbesserung des Gesamtergebnisses um eine Punktzahl	Schriftliche Befragung	Fragebogen (nach Schwarzer & Jerusalem, 1999) Der Fragebogen befindet sich im Anhang (Anhang 1).	

5 Literaturverzeichnis

GKV-Spitzenverband. (Hrsg.). (2014). *Leitfaden Prävention. Handlungsfelder und Kriterien des GKV-Spitzenverbandes zur Umsetzung der §§ 20 und 20a SGB V vom 21. Juni 2000 in der Fassung vom 10. Dezember 2014.* Zugriff am 03.05.2017. Verfügbar unter http://www.sportprogesundheit.de/fileadmin/Bilder_allgemein/sportabzeichen/GKV-Leitfaden_Praevention_Neu.pdf

Hartvigsen, J., Leboeuf-Yde, C., Lings, S. & Corder, E. H. (2000). Is sitting-while-at-work associated with low back pain? A systematic, critical literature review. *Scandinavian journal of public health, 28* (3), 230–239.

Kempf, H.-D. (Hrsg.). (2014). *Die Neue Rückenschule. Das Praxisbuch* (2. Aufl.). Berlin: Springer.

Pfeifer, K. (2004). *Prävention von Rückenschmerzen durch bewegungsbezogene Interventionen.* Expertise im Auftrag der Bertelsmann Stiftung und der Akademie für Manuelle Medizin. Zugriff am 20.04.2017. Verfügbar unter https://www.bertelsmann-stiftung.de/fileadmin/files/BSt/Presse/imported/downloads/xcms_bst_dms_15359__2.pdf

Pieter, A. (2014). *Studienbrief Psychologie des Gesundheitsverhaltens* (Rev. 16.022.000). Saarbrücken: Deutsche Hochschule für Prävention und Gesundheitsmanagement.

Raspe, H. (Hrsg.). (2012). Rückenschmerzen. *(Gesundheitsberichterstattung des Bundes, Heft 53).* Berlin: Robert-Koch-Institut.

Robert Koch-Institut. (2015). *Gesundheit in Deutschland* (Gesundheitsberichterstattung des Bundes - Gemeinsam getragen von RKI und Destatis). Berlin. Zugriff am 05.05.2017. Verfügbar unter http://www.rki.de/DE/Content/Gesundheitsmonitoring/Gesundheitsberichterstatung/GesInDtld/gesundheit_in_deutschland_2015.pdf?__blob=publicationFile

Schmidt, C. O., Raspe, H., Pfingsten, M., Hasenbring, M., Basler, H. D., Eich, W. et al. (2007). Back pain in the German adult population: prevalence, severity, and socio-demographic correlates in a multiregional survey. *Spine, 32* (18), 2005–2011.

Schwarzer, R. & Jerusalem, M. (Hrsg.). (1999). *Skalen zur Erfassung von Lehrer- und Schülermerkmalen. Dokumentation der psychometrischen Verfahren im Rahmen der wissenschaftlichen Begleitung des Modellversuchs Selbstwirksame Schulen.* Zugriff am 03.05.2017. Verfügbar unter http://userpage.fu-berlin.de/~health/self/skalendoku_selbstwirksame_schulen.pdf

Zägelein, W. (2013). *Move for life. Gesund durch Bewegung.* Berlin: Springer.

6 Tabellenverzeichnis

Anhang

Anhang 1: Fragebogen zur Selbstwirksamkeitserwartung

Tab. 7: Fragebogen zur Allgemeinen Selbstwirksamkeitserwartung (modifiziert nach Schwarzer & Jerusalem, 1999)

Frage	Stimmt nicht	stimmt nicht	stimmt eher	Stimmt genau
1. Wenn sich Widerstände auftun, finde ich Mittel und Wege, mich durchzusetzen.				
2. Die Lösung schwieriger Probleme gelingt mir immer, wenn ich mich darum bemühe.				
3. Es bereitet mir keine Schwierigkeiten, meine Absichten und Ziele zu verwirklichen.				
4. In unerwarteten Situationen weiß ich immer, wie ich mich verhalten soll.				
5. Auch bei überraschenden Ereignissen glaube ich, dass ich gut mit ihnen zurecht kommen kann.				
6. Schwierigkeiten sehe ich gelassen entgegen, weil ich meinen Fähigkeiten immer vertrauen kann.				
7. Was auch immer passiert, ich werde schon klarkommen.				
8. Für jedes Problem kann ich eine Lösung finden.				
9. Wenn eine neue Sache auf mich zu kommt, weiß ich, wie ich damit umgehen kann.				
10. Wenn ein Problem auftaucht, kann ich es aus eigener Kraft meistern.				

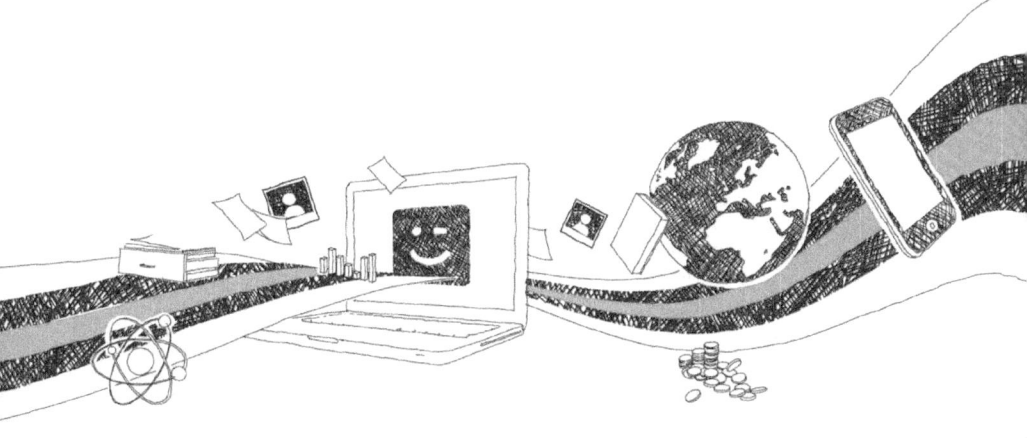
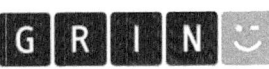